43 Recettes de repas pour améliorer votre vue:

Nourrissez votre corps avec des aliments riches en vitamines qui vous aideront à renforcer votre vision et prévenir sa perte

Par

Joe Correa CSN

DROITS D'AUTEURS

Cette publication est conçue pour apporter des informations exactes et faisant autorité dans le domaine traité. Nous informons le lecteur que ni l'éditeur ni l'auteur n'ont de compétences à délivrer des conseils médicaux. Si vous avez besoin d'assistance ou de conseils médicaux, consultez votre médecin. Ce livre doit être considéré comme un guide et il ne devrait, en aucune manière, être utilisé au détriment de votre santé. Demandez l'avis de votre médecin avant de commencer ce programme nutritionnel pour vous assurer qu'il vous convient.

REMERCIEMENTS

Ce livre est dédié à mes amis et aux membres de ma famille qui ont soufferts de maladies bégnines ou plus graves, afin qu'ils puissent trouver une solution et faire les changements nécessaires dans leur mode de vie.

43 Recettes de repas pour améliorer votre vue:

Nourrissez votre corps avec des aliments riches en vitamines qui vous aideront à renforcer votre vision et prévenir sa perte

Par

Joe Correa CSN

SOMMAIRE

À PROPOS DE L'AUTEUR

Après des années de recherches, je crois sincèrement aux effets positifs qu'une alimentation appropriée peut avoir sur le corps et l'esprit. Mes connaissances et mon expérience, que j'ai partagées avec ma famille et mes amis, m'ont aidé à améliorer ma santé tout au long de ma vie. Je suis persuadé que plus vous en saurez sur la manière de manger et boire sainement, plus vous souhaiterez changer votre mode de vie et votre alimentation.

La nutrition est un élément clé pour être en bonne santé et vivre plus longtemps, alors commençons dès aujourd'hui. Le premier pas est le plus important, il est aussi le plus symbolique.

INTRODUCTION

43 Recettes de repas pour améliorer votre vue: nourrissez votre corps avec des aliments riches en vitamines qui vous aideront à renforcer votre vision et prévenir sa perte
Par Joe Correa CSN

Cela ne vous est-il jamais arrivé de ne pas réussir à lire un panneau lorsque vous êtes dans la rue ou une indication au supermarché ? Tôt ou tard, cela nous arrive à tous. La perte de vision est tout à fait normale à un certain âge et la plupart des gens n'y font tout simplement pas attention. Il y a seulement quelques générations, le fait de porter des lunettes était réservé à des gens d'un certain âge, mais les temps changent. De plus en plus de jeunes connaissent une baisse de vision. Notre mode de vie moderne, qui nous place sans cesse devant des écrans, mêlé à un manque d'exercice et à une alimentation déséquilibrée, ne contribue pas au maintien d'une bonne vision. Cela ne veut pas dire que vous devriez accepter de voir flou chaque fois que vous souhaitez lire quelque chose. Faire de l'exercice, en extérieur, et manger mieux peut améliorer grandement votre vue et prévenir la perte de vision. Ce livre vous aidera à prendre soin de votre alimentation et vous livrera meilleures recettes afin de protéger vos yeux.

Nous devons accepter que la plus grande partie de notre journée de travail se passe devant des écrans. Et cela se répète encore et encore, chaque jour, 8 heures par jour. Mais nous pouvons nous efforcer d'aider notre corps grâce à une alimentation saine. La vue est un don précieux que l'on ne peut remplacer par aucune technologie, et c'est pour cela que vous devez en prendre soin.

La première chose à faire, est d'éviter de passer inutilement du temps devant la télévision, l'ordinateur ou autre écran. Il est prouvé que cela nuit à votre vue et participe à la perte de vision. Au lieu de passer l'après-midi à regarder la télé, pensez à aller vous promener avec votre chien, ou à aller courir.

De plus, quelques changements simples dans votre alimentation peuvent grandement améliorer votre santé. Hippocrate disait : "Que la nourriture soit ton médicament et que ton médicament soit dans ta nourriture." Et c'est vrai ! Une alimentation équilibrée est définitivement le meilleur moyen de prévenir les problèmes de vue, ainsi que beaucoup d'autres maladies et problèmes de santé. Son impact sur la vue est trop souvent négligé car la plupart des gens blâment les écrans. C'est vrai, mais vous pouvez agir de l'intérieur pour aider votre corps à guérir et à se renforcer. Il est prouvé qu'un manque de nutriments pendant la prime enfance cause des problèmes de vue à l'âge adulte. Cela signifie que vous pouvez faire beaucoup pour vous aider, vous et votre famille, à prévenir ces problèmes le plus tôt possible.

Ce livre contient de délicieuses recettes préparées avec des ingrédients minutieusement sélectionnés qui vous aideront à améliorer la santé de vos yeux. Les légumes, comme les carottes, les épinards, le chou frisé, et autres légumes verts, sont des antioxydants naturels qui nourriront vos yeux et votre corps.

Les légumineuses, de leur côté, sont pleines de zinc, alors que les haricots sont une source parfaite de bio flavonoïdes qui préviennent les risques de complications oculaires.

Les bonnes graisses Omega-3 se retrouvent dans les poissons comme le saumon, le maquereau et le thon. Les Omega-3 sont un des meilleurs médicaments que vous puissiez trouver dans votre assiette. Et lorsque vous les combinez avec la Vitamine A, comme dans le saumon aux carottes, vous créez une formidable combinaison de nutriments pour vos yeux.

Tous les légumes rouges, orange ou jaunes sont des sources très riches en Carotène qui est connu pour être le meilleur élément pour la santé de vos yeux. Voilà pourquoi j'ai regroupé un grand nombre de recettes contenant des tomates, des patates douces, des carottes et des poivrons. Ces recettes sont à la fois savoureuses et saines, mais elles contribuent aussi à protéger vos yeux.

J'espère que ce livre sera utile pour toute votre famille. La vue est un don précieux de la nature, ne le gaspillez pas!

43 RECETTES DE REPAS POUR AMELIORER VOTRE VUE: NOURRISSEZ VOTRE CORPS AVEC DES ALIMENTS RICHES EN VITAMINES QUI VOUS AIDERONT A RENFORCER VOTRE VISION ET PREVENIR SA PERTE

1. Saumon aux Carottes

Ingrédients:

500 gr de filets de saumon, sans peau ni arrêtes

4 grosses carottes, en rondelles

1 tasse d'épinards, hachés

2 cuillères à soupe de jus de citron

3 cuillères à soupe d'huile d'olive

3 gousses d'ail, émincées

½ cuillère à café de sel

¼ de cuillère à café de poivre noir, moulu

1 cuillère à soupe de vinaigre balsamique

1 cuillère à soupe de romarin frais, finement haché

Préparation:

Faites préchauffer le four à 190°C.

Mélangez le vinaigre, 2 cuillères à soupe d'huile, le jus de citron, le romarin, le sel et le poivre dans un saladier. Trempez le saumon dans cette marinade. Laissez reposer 15 minutes au réfrigérateur pour que les saveurs s'imprègnent.

Mettez du papier cuisson dans un plat allant au four. Mettez les rondelles de carotte et l'ail dans le fond et recouvrez avec le poisson. Enfournez 15 minutes, jusqu'à ce qu'il soit cuit. Sortez du four et servez accompagné de quartiers de citron ou un peu plus de romarin.

Valeur nutritionnelle par portion: Kcal : 280, Protéines : 23.1g, Glucides : 8.9g, Lipides : 17.7g

2. Salade à l'Orange

Ingrédients:

4 grosses oranges, en quartiers

2 tasses de laitue romaine, déchiquetée

¼ de tasse de raisins

2 pommes, évidées et coupées en quartiers

1 carotte, en rondelles

1 tasse de yaourt grec

1 cuillère à soupe de jus de citron

½ cuillère à café de sel

¼ de cuillère à café de poivre de Cayenne, moulu

Préparation:

Mélangez le yaourt, le jus de citron, le sel et le poivre dans un bol. Remuez bien et réservez.

Mélangez les oranges, la laitue, les pommes, les carottes et le raisin dans un saladier. Remuez bien et arrosez de sauce. Placez 30 minutes au réfrigérateur. Saupoudrez de menthe avant de servir.

Valeur nutritionnelle par portion: Kcal : 147, Protéines : 5.1g, Glucides : 32.4g, Lipides : 1.0g

3. Pâtes Vertes

Ingrédients:

500 gr de brocolis, en morceaux

500 gr de pâtes, précuites

½ tasse de jus de citron, fraîchement pressé

2 cuillères à soupe de basilic frais, finement haché

1 petit oignon, émincé

3 gousses d'ail, émincées

½ tasse d'amandes, grossièrement hachées

Préparation:

Faites cuire les pâtes en suivant les instructions sur l'emballage. Égouttez bien et réservez.

Mettez les oignons et l'ail dans une grande poêle non-adhésive à feu moyen-vif. Faites revenir 3 minutes puis ajoutez les brocolis et 1 tasse d'eau. Laissez cuire 10 minutes, jusqu'à ce qu'ils soient tendres. Puis, ajoutez les pâtes, le jus de citron et le basilic. Saupoudrez de sel et de poivre. Versez encore une tasse d'eau, couvrez, et laissez mijoter jusqu'à ce que le liquide s'évapore. Retirez du feu et saupoudrez d'amandes avant de servir.

Valeur nutritionnelle par portion: Kcal : 356, Protéines : 15.1g, Glucides : 58.9g, Lipides : 7.4g

4. Pudding Rapide aux Amandes

Ingrédients:

¾ de tasse d'amandes, hachées

¼ de tasse de noix de coco, râpée

¾ de tasse de baies de Goji

1 tasse de lait de coco

½ tasse d'eau

1 cuillère à café d'extrait de vanille

1 cuillère à café de zestes d'orange

1 cuillère à soupe de fécule de maïs

Préparation:

Mélangez la fécule de maïs, l'extrait de vanille, les zestes d'orange et le lait de coco dans une casserole. Laissez cuire 10-15 minutes à feu doux. Retirez du feu et laissez refroidir un instant. Pendant ce temps, mettez les amandes, la coco râpée, les baies de Goji et l'eau dans un Blender. Mixez pendant 2 minutes. Ajoutez la préparation à la fécule de maïs et mixez encore 1-2 minutes.

Transférez dans des bols. Laissez reposer quelques heures au réfrigérateur avant de servir.

Valeur nutritionnelle par portion: Kcal : 360, Protéines : 7.1g, Glucides : 13.3g, Lipides : 33.2g

5. Ailes de Poulet au Curcuma

Ingrédients:

500 gr d'ailes de poulet, sans peau

1 tasse de lait d'amande

1 cuillère à soupe d'huile de coco

2 cuillères à soupe de farine d'amande

1 cuillère à café de curcuma, moulu

¼ de tasse d'huile d'olive

½ cuillère à café de romarin séché, finement haché

¼ de cuillère à café de poivre rouge, moulu

1 cuillère à soupe d'ail séché, moulu

Préparation:

Faites préchauffer le four à 150°C.

Mélangez le romarin, le poivre rouge, l'ail et l'huile d'olive dans un saladier. Trempez les ailes de poulet dans cette marinade et laissez reposer environ 30 minutes.

Pendant ce temps, faites fondre l'huile de coco dans une casserole non-adhésive. Ajoutez la farine d'amande et remuez pendant quelques minutes. Retirez du feu et ajoutez le curcuma et le lait d'amande. Remettez sur le feu et laissez chauffer 7-10 minutes à feu moyen-vif.

Sortez les ailes de poulet de la marinade et mettez-les sur une plaque. Enfournez environ 20 minutes. Sortez du four, versez la sauce au curcuma sur la viande et faites cuire encore 5minutes de plus. Servez avec les légumes de votre choix.

Valeur nutritionnelle par portion: Kcal : 513, Protéines : 34.8g, Glucides : 8.0g, Lipides : 38.8g

6. Salade de Haricots Blancs

Ingrédients:

4 tasses de haricots blancs, précuits

5 oignons, émincés

2 tasses de laitue romaine, déchiquetée

2 grosses tomates, en dés

2 cuillères à soupe de vinaigre balsamique

2 cuillères à soupe d'huile d'olive extra vierge

2 carottes, en morceaux

¼ de tasse de coriandre, hachée

2 cuillères à soupe de jus de citron

2 gousses d'ail, émincées

1 cuillère à café de cumin, moulu

1 cuillère à café de sel de mer

½ cuillère à café de poivre noir, moulu

¼ de cuillère à café de poivre de Cayenne, moulu

Préparation:

Mélangez le jus de citron, le vinaigre, l'huile, la coriandre, le cumin, l'ail, le sel, le poivre et le poivre de Cayenne dans un bol. Remuez bien et réservez pour que les saveurs s'imprègnent.

Mettez les haricots dans une casserole d'eau bouillante. Laissez cuire jusqu'à ce qu'ils soient tendres et retirez du feu. Égouttez bien et transférez dans un saladier. Ajoutez la laitue, les tomates et les carottes. Arrosez de sauce et remuez bien. Placez 10 minutes au réfrigérateur avant de servir.

Valeur nutritionnelle par portion: Kcal : 332, Protéines : 20.1g, Glucides : 57.2g, Lipides : 3.7g

7. Steak de Veau au Poivre Rouge

Ingrédients:

500 gr de steak de veau, sans os

3 poivrons rouges, émincés

3 cuillères à soupe d'huile d'olive

4 gousses d'ail, émincées

1 petit oignon, pelé et émincé

1 cuillère à café de romarin séché, finement haché

½ tasse d'eau

Du spray de cuisson

Préparation:

Préchauffez le four à 180°C.

Graissez légèrement une plaque avec du spray de cuisson. Mettez la viande dessus et laissez cuire 60 minutes. Sortez du four.

Faites chauffer l'huile dans une casserole non-adhésive à feu moyen-vif. Ajoutez l'ail et les oignons et fates revenir pendant 5 minutes jusqu'à ce qu'ils soient translucides.

Ajoutez les poivrons, le romarin et ½ tasse d'eau (ou plus si la sauce est trop épaisse). Portez à ébullition, puis réduisez le feu au minimum. Laissez mijoter 10-15 minutes. Transférez dans un plat.

Versez la sauce a poivre sur la viande et servez.

Valeur nutritionnelle par portion: Kcal : 264, Protéines : 24.9g, Glucides : 7.7g, Lipides : 14.9g

8. Tagine de Patates Douces

Ingrédients:

4 petites tomates, en morceaux

1 oignon, émincé

1 courgette, en morceaux

1 tasse d'abricots secs

2 cuillères à soupe d'huile d'olive

½ cuillère à café de sel de mer

2 petites carottes, coupées dans la longueur

2 gousses d'ail, émincées

2 cuillères à soupe de gingembre, râpé

1 cuillère à café de cumin, moulu

1 cuillère à café de cannelle, moulue

¼ de cuillère à café de curcuma, moulu

½ tasse d'eau

2 tasses de patates douces, pelées et coupées en petits morceaux

2 cuillères à soupe de jus de citron, pressé

1 tasse de carottes en boite, précuites et coupées

Préparation:

Faites chauffer l'huile d'olive dans une casserole à feu moyen-vif. Ajoutez les oignons et le sel. Faites revenir 5 minutes, jusqu'à ce qu'ils soient translucides. Ajoutez les carottes et faites cuire 5 minutes de plus, jusqu'à ce qu'elles soient tendres.

Puis, ajoutez les épices et augmentez le feu. Mélangez bien et ajoutez les tomates, les courgettes et les abricots secs. Versez l'eau et portez à ébullition. Couvrez et réduisez le feu. Laissez mijoter 20 minutes à feu doux.

Ajoutez les patates douces et le jus de citron. Laissez cuire découvert jusqu'à ce que les patates soient cuites et que l'eau se soit évaporée. Servez avec des carottes cuites.

Valeur nutritionnelle par portion: Kcal : 138, Protéines : 2.5g, Glucides : 23.7g, Lipides : 4.6g

9. Smoothie Orange et Carotte

Ingrédients:

2 grosses oranges, pelées et en quartiers

2 carottes, en rondelles

1 tasse de yaourt grec

2 cuillères à soupe de miel

1 cuillère à soupe de graines de lin

1 cuillère à café de menthe séchée, moulue

Préparation:

Mélangez les oranges, les carottes, le yaourt, le miel et les graines de lin dans un Blender. Mixez jusqu'à obtenir un mélange homogène et transférez dans des verres. Placez 30 minutes au réfrigérateur et saupoudrez de menthe avant de servir.

Valeur nutritionnelle par portion: Kcal : 155, Protéines : 5.3g, Glucides : 32.0g, Lipides : 1.6g

10. Champignons au Four et Sauce Tomate

Ingrédients:

1 tasse de têtes de champignons, coupées

1 grosse tomate, en dés

3 cuillères à soupe d'huile d'olive

2 gousses d'ail

1 cuillère à soupe de basilic frais, finement haché

½ cuillère à café de sel

¼ de cuillère à café de poivre noir, moulu

Préparation:

Faites préchauffer le four à 150°C.

Lavez et pelez les tomates. Coupez-les en petits morceaux. Coupez l'ail et mélangez-le avec les tomates et le basilic frais.

Faites chauffer l'huile d'olive dans une casserole non-adhésive à feu moyen-doux. Ajoutez les tomates et ¼ de tasse d'eau. Laissez mijoter 15 minutes en remuant constamment, jusqu'à ce que l'eau se soit évaporée. Retirez du feu.

Lavez et égouttez les champignons. Mettez-les dans un petit plat allant au four et versez la sauce tomate dessus. Saupoudrez de sel et de poivre selon votre goût.

Enfournez environ 10-15 minutes, jusqu'à ce qu'ils soient cuits. Sortez du four et servez.

Valeur nutritionnelle par portion: Kcal : 205, Protéines : 2.0g, Glucides : 4.9g, Lipides : 21.3g

11. Frittata de Légumes et Fromage

Ingrédients:

¼ de tasse de cheddar, émietté

1 tasse de poireaux, grossièrement coupés

2 grosses tomates, coupées

1 tasse d'épinards, hachés

4 gros œufs

1 petit avocat, en rondelles

¼ de tasse de persil frais, haché

Huile végétale en spray

½ cuillère à café de sel

¼ de cuillère à café de poivre

Préparation:

Vaporisez un peu de spray dans une poêle et faites chauffer à feu moyen-vif. Ajoutez les poireaux et faites cuire environ 4-5 minutes, jusqu'à ce qu'ils soient tendres. Puis, ajoutez les tomates et les épinards hachés et laissez cuire 4-5 minutes de plus, jusqu'à ce que le liquide se soit évaporé et que les légumes soient tendres.

Pendant ce temps, battez les œufs et le fromage dans un grand bol. Saupoudrez de sel et versez cette préparation dans la poêle. Mélangez bien avec les légumes et faites revenir environ 3 minutes, en remuant constamment.

Retirez du feu et servez accompagné de rondelles d'avocat. Saupoudrez de persil.

Valeur nutritionnelle par portion: Kcal : 237, Protéines : 10.5g, Glucides : 12.1g, Lipides : 17.6g

12. Rolls à la Vanille

Ingrédients:

1 tasse de farine d'amande

2 cuillères à soupe de farine de coco

1 cuillère à café de bicarbonate de soude

2 cuillères à café d'extrait de vanille

2 cuillères à soupe d'huile de coco

2 œufs bio

¼ de tasse de prunes, finement coupées

¼ de tasse d'amandes, hachées

1 cuillère à café de cannelle, moulue

Préparation:

Faites préchauffer le four à 160°C.

Mélangez la farine d'amande, la farine de coco, le bicarbonate de soude et l'extrait de vanille. Ajoutez les œufs et l'huile de coco. Mélangez jusqu'à obtenir un mélange homogène et réservez.

Dans un autre saladier, mélangez les prunes, les amandes hachées et la cannelle. Remuez bien.

Transférez la pâte sur une plaque. Faites-en un long rectangle et saupoudrez du mélange aux prunes. Coupez en 7 parts égales et laissez reposer 20 minutes au réfrigérateur.

Enfournez environ 10 minutes, jusqu'à ce qu'ils soient dorés.

Servez chaud.

Valeur nutritionnelle par portion: Kcal : 160, Protéines : 4.3g, Glucides : 19.0g, Lipides : 7.5g

13. Sarrasin aux Cranberries

Ingrédients:

1 tasse de cranberries fraîches

1 tasse de gruau de sarrasin

1 pomme, pelée et coupée

1 tasse de yaourt grec

3 blancs d'œufs

½ tasse de sirop d'érable

Préparation:

Faites préchauffer le four à 180°C.

Répartissez le gruau de sarrasin sur une plaque et faites-le griller 5-6 minutes, jusqu'à ce qu'il soit légèrement doré.

Faites bouillir les cranberries à feu vif. Faites-les cuire jusqu'à ce qu'elles éclatent. Ajoutez le gruau grillé, les blancs d'œufs, les tranches de pomme, et mélangez bien. Laissez cuire 7 minutes de plus, jusqu'à ce que le gruau soit cuit. Intégrez le sirop d'érable. Retirez du feu et laissez reposer 10 minutes.

Recouvrez de yaourt et servez.

Valeur nutritionnelle par portion: Kcal : 375, Protéines : 12.7g, Glucides : 78.8g, Lipides : 2.3g

14. Côtelettes d'Agneau aux Haricots Verts

Ingrédients:

1 kg de côtelettes d'agneau

1 kg de haricots verts, précuits

2 cuillères à soupe de persil frais, finement haché

3 cuillères à soupe d'huile d'olive

2 gousses d'ail, émincées

2 cuillères à soupe de romarin, émincé

½ cuillère à café de poivre rouge, moulu

½ cuillère à café de sel

¼ de cuillère à café de poivre noir, moulu

Préparation:

Mettez les haricots dans une casserole non-adhésive et couvrez d'eau. Saupoudrez de sel et portez à ébullition. Couvrez et réduisez à feu doux. Laissez cuire jusqu'à ce qu'ils soient tendres. Retirez du feu et égouttez. Transférez dans un saladier et versez 1 cuillère à soupe d'huile d'olive. Remuez bien et réservez.

Mélangez le persil, l'ail, le poivre rouge, le romarin et 1 cuillère à soupe d'huile dans un saladier. Trempez la viande dans cette marinade et recouvrez-la bien.

Faites chauffer le reste d'huile dans une poêle non-adhésive à feu moyen-vif. Faites cuire 5-6 minutes de chaque côté, jusqu'à ce qu'elle soit dorée. Retirez du feu et servez avec les haricots verts.

Valeur nutritionnelle par portion: Kcal : 298, Protéines : 34.1g, Glucides : 9.5g, Lipides : 13.9g

15. Riz Végétarien

Ingrédients:

1 tasse de semoule pour coucous, crue

2 grosses carottes, en rondelles

½ cuillère à café de romarin séché, finement haché

½ tasse d'olives vertes, dénoyautées

1 cuillère à soupe de jus de citron

1 cuillère à soupe de jus d'orange

1 cuillère à soupe de zestes d'orange

4 cuillères à soupe d'huile d'olive

½ cuillère à café de sel

Préparation:

Lavez et pelez les carottes. Coupez-les en rondelles. Faites chauffer 2 cuillères à soupe d'huile d'olive dans une casserole non-adhésive à feu moyen-vif. Ajoutez les carottes et faites cuire 10-15 minutes, jusqu'à ce qu'elles soient tendres. Remuez constamment.

Ajoutez le romarin, les olives et le jus d'orange. Mélangez bien. Laissez cuire encore 3 minutes, en remuant de temps en temps.

Mélangez le jus de citron avec 1 tasse d'eau. Ajoutez cela à la casserole et intégrez le reste d'huile d'olive, les zestes d'orange et le sel. Portez à ébullition et ajoutez la semoule. Retirez du feu et laissez reposer 15 minutes.

Transférez le tout dans un saladier et remuez avec une cuillère. Servez.

Valeur nutritionnelle par portion: Kcal : 443, Protéines : 8.4g, Glucides : 53.5g, Lipides : 22.6g

16. Quiche Epinards Brocolis

Ingrédients:

225 gr de brocolis, hachés

225 gr d'épinards, hachés

1 tasse de cheddar, émietté

¼ de tasse de crème épaisse

1 tasse de mozzarella, émiettée

6 gros œufs

1 cuillère à café de moutarde en grains

1 cuillère à soupe d'aneth, finement hachée

½ cuillère à café de sel

¼ de cuillère à café de poivre noir, moulu

Préparation:

Faites préchauffer le four à 180°C.

Mettez les épinards et les brocolis dans une casserole d'eau bouillante. Laissez cuire 2 minutes et retirez du feu. Égouttez bien et laissez refroidir un instant.

Battez les œufs, la moutarde, l'aneth, le sel et le poivre dans un saladier. Réservez.

Répartissez le fromage sur le fond d'un plat allant au four. Faites une autre couche avec les épinards et les brocolis. Versez la préparation aux œufs sur le dessus. Enfournez 25-30 minutes, jusqu'à ce que le plat soit cuit.

Valeur nutritionnelle par portion: Kcal : 244, Protéines : 17.8g, Glucides : 6.4g, Lipides : 17.2g

17. Avocat Grillé Sauce Curry

Ingrédients:

1 gros avocat, dénoyauté et coupé

¼ de tasse d'eau

1 cuillère à soupe de curry en poudre

2 cuillères à soupe d'huile d'olive

1 cuillère à café de sauce tomate

1 cuillère à café de persil frais, haché

¼ de cuillère à café de poivre rouge, moulu

¼ de cuillère à café de sel de mer

Préparation:

Faites chauffer l'huile dans une casserole à feu moyen-vif.

Dans un bol, mélangez le curry, la sauce tomate, le persil, le poivre rouge et le sel. Ajoutez de l'eau et faites cuire 5 minutes en remuant de temps en temps. Ajoutez les morceaux d'avocat, remuez bien, et laissez cuire 5 minutes de plus, jusqu'à ce que le liquide se soit évaporé. Arrêtez le feu et couvrez. Laissez reposer environ 15-20 minutes avant de servir.

Valeur nutritionnelle par portion: Kcal : 341, Protéines : 2.5g, Glucides : 11.8g, Lipides : 34.1g

18. Légumes Sautés au Fromage Frais

Ingrédients:

½ tasse de fromage frais (type "Cottage")

1 petit oignon, émincé

1 petite carotte, en rondelles

1 petite tomate, coupée

2 poivrons, émincés

½ cuillère à café de sel

1 cuillère à soupe d'huile d'olive

Préparation:

Lavez et séchez les légumes avec du papier absorbant. Coupez en tranches ou rondelles fines.

Faites chauffer l'huile d'olive dans une casserole à feu moyen-vif. Ajoutez les légumes et faites revenir 10 minutes, en remuant constamment. Ajoutez le sel et remuez bien. Attendez que les légumes soient tendres avant d'ajouter le fromage frais. Mélangez bien et faites revenir 2-3 minutes de plus. Retirez du feu et servez.

Valeur nutritionnelle par portion: Kcal : 121, Protéines : 6.6g, Glucides : 12.4g, Lipides : 5.7g

19. Poireaux à la Crème

Ingrédients:

2 tasses de poireaux, en morceaux

1 tasse de fromage à la crème

½ tasse de fromage frais (type "Cottage")

1 cuillère à soupe d'huile d'olive

½ cuillère à café de sel

¼ de cuillère à café de poivre noir, moulu

Quelques feuilles de thym

Préparation:

Coupez les poireaux en petits morceaux et lavez-les à l'eau froide un jour avant de les cuisiner. Laissez-les toute la nuit dans un sac plastique.

Faites chauffer l'huile dans une poêle non-adhésive à feu moyen-vif. Ajoutez le fromage frais et le fromage à la crème et faites revenir environ 10 minutes. Ajoutez les poireaux et réduisez à feu doux. Laissez cuire 10 minutes, jusqu'à ce qu'ils soient cuits. Retirez de la casserole et laissez refroidir. Salez, poivrez et décorez de feuilles de thym.

Valeur nutritionnelle par portion: Kcal : 380, Protéines : 11.9g, Glucides : 12.0g, Lipides : 32.5g

20. Thon aux Aubergines Grillées

Ingrédients:

500 gr de filets de thon, sans peau ni arrêtes

1 grosse aubergine, coupée en morceaux

2 cuillères à soupe de vinaigre balsamique

1 cuillère à soupe de jus de citron

2 cuillères à soupe d'huile d'olive

½ cuillère à café de sel

¼ de cuillère à café de poivre noir, moulu

2 cuillères à soupe de sauce tomate

1 cuillère à soupe de romarin frais, finement haché

Préparation:

Faites chauffer le grill à feu moyen-vif.

Mettez le vinaigre, la sauce tomate, le jus de citron, 1 cuillère à soupe d'huile, le sel et le poivre dans un saladier. Trempez les aubergines dans cette marinade. Placez 10 minutes au réfrigérateur.

Faites chauffer le reste d'huile dans une poêle non-adhésive feu moyen-vif. Mettez-y le thon et faites cuire 7-10 minutes, en retournant de temps en temps. Retirez du feu, puis mettez les morceaux d'aubergine sur le grill. Brossez constamment les aubergines avec les reste de marinade pendant la cuisson. Laissez cuire jusqu'à ce qu'elles soient tendres et servez avec le thon.

Ajoutez un peu de sel ou poivre selon votre goût.

Valeur nutritionnelle par portion: Kcal : 307, Protéines : 31.4g, Glucides : 7.9g, Lipides : 16.5g

21. Ragoût à la Jamaïcaine

Ingrédients:

4 tasses de haricots noirs, précuits

500 gr de tomates, en dés

4 gousses d'ail, émincées

1 poivron, émincé

1 gros oignon, en rondelles

1 cuillère à café de curry, en poudre

1 cuillère à café d'assaisonnement pour légumes

1 cuillère à café de thym

1 cuillère à café de sel

¼ de cuillère à café de poivre noir, moulu

1 piment Jalapeno, émincé

Préparation:

Mettez les haricots dans une casserole d'eau bouillante. Laissez cuire jusqu'à ce qu'ils soient tendres. Retirez du feu et laissez reposer 15 minutes.

Pendant ce temps, faites chauffer l'huile dans une casserole à feu moyen-vif. Ajoutez les oignons, l'ail et 2 cuillères à soupe d'eau. Faites revenir quelques minutes, jusqu'à ce qu'ils soient translucides. Puis, ajoutez le piment Jalapeno, les poivrons, le thym, le curry, l'assaisonnement pour légumes, le sel et le poivre. Laissez cuire 5 minutes en remuant de temps en temps.

Égouttez bien les haricots et ajoutez-les dans la casserole. Versez la sauce tomate et mélangez. Réduisez à feu doux et laissez mijoter couvert pendant 40 minutes. Retirez du feu et servez.

Valeur nutritionnelle par portion: Kcal : 189, Protéines : 22.0g, Glucides : 66.5g, Lipides : 1.6g

22. Soupe Crémeuse de Courgettes

Ingrédients:

4 courgettes, coupées

3 tasses de bouillon de légume, non salé

1 tasse de lait écrémé

1 oignon, émincé

1 gros poivron, émincé

1 cuillère à café de thym séché, moulu

1 cuillère à soupe d'huile végétale

1 cuillère à café de noix de muscade

½ cuillère à café de sel

¼ de cuillère à café de poivre noir, moulu

1 cuillère à café de zestes de citron

Préparation:

Faites chauffer l'huile dans une casserole non-adhésive à feu moyen-vif. Ajoutez les oignons et faites revenir 5-6 minutes, jusqu'à ce qu'ils soient translucides. Ajoutez les poivrons, le thym, la noix de muscade, les courgettes, le sel et le poivre. Laissez cuire 2 minutes de plus avant de versez le bouillon de légume. Laissez mijoter 15 minutes, jusqu'à ce que les légumes soient tendres.

Retirez du feu et laissez refroidir un instant. Transférez le tout dans un Blender et mixez jusqu'à obtenir un mélange homogène. Remettez dans la casserole et ajoutez le lait. Réduisez à feu doux et couvrez. Laissez chauffer environ 15-20 minutes.

Servez.

Valeur nutritionnelle par portion: Kcal : 69, Protéines : 4.4g, Glucides : 7.8g, Lipides : 2.6g

23. Pâtes aux Crevettes

Ingrédients:

500 gr de pâtes, précuites

1 kg de crevettes, décortiquées et déveinées

2 gros poivrons, émincés

5 gousses d'ail, émincées

4 cuillères à soupe d'huile d'olive

¼ de tasse de persil frais, finement haché

5 cuillères à soupe de jus de citron

1 cuillère à café de sel

½ cuillère à café de poivre noir, moulu

Préparation:

Faites cuire les pâtes en suivant les instructions sur l'emballage. Retirez du feu et égouttez bien.

Faites chauffer l'huile dans une poêle non-adhésive à feu moyen-vif. Ajoutez les crevettes et laissez cuire 2 minutes. Ajoutez le jus de citron, le persil, les poivrons et mélangez bien. Saupoudrez de sel et de poivre selon votre goût et laissez cuire encore 10 minutes. Retirez du feu et servez avec les pâtes. Saupoudrez d'origan et servez immédiatement.

Valeur nutritionnelle par portion: Kcal : 374, Protéines : 32.8g, Glucides : 36.0g, Lipides : 10.4g

24. Dinde Asiatique

Ingrédients:

500 gr de blancs de dinde, désossés et sans peau

1 cuillère à soupe de moutarde

1 gousse d'ail, émincée

2 cuillères à soupe de sirop d'érable

1 cuillère à soupe de thé vert

1 cuillère à café de gingembre, moulu

1 cuillère à soupe d'huile de colza

½ cuillère à café de sel

¼ de cuillère à café de poivre noir, moulu

Préparation:

Faites préchauffer le four à 180°C.

Faites chauffer l'huile de colza dans une casserole non-adhésive à feu moyen-vif. Ajoutez l'ail, le gingembre, le sirop d'érable et le thé. Faites revenir 3 minutes en remuant de temps en temps. Saupoudrez de sel et de poivre. Retirez du feu et transférez la préparation dans un saladier. Trempez la viande dans la marinade. Laissez reposer 20 minutes pour que les saveurs s'imprègnent.

Mettez la viande et la sauce dans un grand plat. Enfournez 30 minutes. Sortez du four et servez avec des légumes frais.

Valeur nutritionnelle par portion: Kcal : 361, Protéines : 39.3g, Glucides : 24.7g, Lipides : 11.2g

25. Salade de Lentilles à l'Avocat

Ingrédients:

4 tasses de lentilles, précuites et rincées

1 avocat, pelé, dénoyauté et coupé

1 tasse de jus de citron

1 oignon, émincé

2 gousses d'ail, finement émincées

1 tasse de coriandre fraîche, finement hachée

1 cuillère à café de piment, moulu

½ cuillère à café de sel

1 cuillère à café de zestes de citron

Préparation:

Mélangez le jus de citron, le piment, le sel et les zestes de citron dans un bol. Remuez bien et réservez.

Mettez les lentilles dans une casserole d'eau bouillante. Laissez cuire jusqu'à ce qu'elles soient tendres et retirez du feu. Rincez bien et placez-les dans un saladier. Ajoutez les oignons, l'ail et la coriandre. Arrosez de sauce et mélangez bien. Recouvrez de morceaux d'avocats avant de servir.

Valeur nutritionnelle par portion: Kcal : 540, Protéines : 34.3g, Glucides : 82.9g, Lipides : 8.3g

26. Crevettes et Légumes au Four

Ingrédients:

1 boite de tomates, en dés

1 boite de pois chiches, égouttés

500 gr de crevettes, décortiquées et déveinées

1 oignon, émincé

1 tasse de riz blanc, long-grain

2 gousses d'ail, émincées

1 petite courgette, en morceaux

3 tasses de bouillon de poulet, non salé

2 poivrons, émincés

2 cuillères à soupe d'huile d'olive

¼ de cuillère à café de sel

¼ de cuillère à café de poivre noir, moulu

Préparation:

Faites chauffer l'huile dans une casserole à feu moyen-vif. Ajoutez les oignons et l'ail et faites revenir 2-3 minutes jusqu'à ce qu'ils soient translucides.

Puis, ajoutez le reste des ingrédients, sauf les crevettes. Mélangez bien et portez à ébullition, jusqu'à ce que le mélange épaississe. Retirez du feu et transférez dans un plat allant au four. Enfournez 20 minutes puis mettez les crevettes sur le dessus. Saupoudrez de sel et de poivre selon votre goût. Laissez cuire encore 5 minutes puis sortez du four. Laissez refroidir un instant avant de servir.

Valeur nutritionnelle par portion: Kcal : 252, Protéines : 18.0g, Glucides : 32.0g, Lipides : 5.7g

27. Soupe Orange & Carottes

Ingrédients:

500 gr de carottes, en morceaux

5 grosses oranges, en quartiers

1 tasse de bouillon de poulet

85 gr de pommes de terre pelées et en morceaux

2 petits oignons, émincés

1 gousse d'ail, émincée

¼ de tasse de yaourt grec

1 cuillère à café de miel

1 cuillère à soupe d'huile d'olive

½ cuillère à café de gingembre, râpé

Quelques feuilles de menthe, hachées

5 cuillères à soupe de jus de citron

½ cuillère à café de sel

½ cuillère à café de poivre noir, moulu

Préparation:

Mélangez le jus de citron, la menthe, le sel et le poivre dans un bol. Remuez bien et réservez.

Faites chauffer l'huile dans une casserole non-adhésive à feu moyen-vif. Ajoutez les carottes, l'ail et les oignons, et faites cuire environ 1-2 minutes. Puis, ajoutez le reste des ingrédients, sauf le yaourt, et portez à ébullition. Réduisez à feu doux et couvrez. Faites cuire 15 minutes de plus et ajoutez la préparation au citron. Laissez mijoter 5 minutes de plus et retirez du feu. Versez le yaourt. Vous pouvez ajouter quelques quartiers d'orange avant de servir.

Valeur nutritionnelle par portion: Kcal : 100, Protéines : 2.9g, Glucides : 19.3g, Lipides : 1.9g

28. Smoothie aux Graines de Tournesol

Ingrédients:

1 grosse banane, en morceaux

1 poire, évidée et en morceaux

1 tasse de yaourt grec

¼ de cuillère à café of cumin

1 cuillère à soupe de miel

1 cuillère à soupe graines de tournesol

Préparation:

Mélangez la banane, la poire, le yaourt, le cumin et le miel dans un Blender. Mixez jusqu'à obtenir un mélange homogène et transférez dans des verres. Saupoudrez de graines de tournesol et placer 30 minutes au réfrigérateur avant de servir.

Valeur nutritionnelle par portion: Kcal : 218, Protéines : 11.5g, Glucides : 39.2g, Lipides : 3.1g

29. Patates Douces à l'Avoine

Ingrédients:

1 tasse de flocons d'avoine

1 tasse de patates douces, pelées et coupées

¼ de tasse de dates, dénoyautées et en morceaux

1 tasse de lait d'amande

1 cuillère à café de gingembre, moulu

½ cuillère à café de cannelle

1 cuillère à café de miel liquide

¼ de cuillère à café de sel

Préparation:

Mettez les patates douces dans une casserole d'eau bouillante. Laissez cuire jusqu'à ce qu'elles soient tendres et retirez du feu. Égouttez bien et transférez dans un Blender. Mixez jusqu'à obtenir un mélange homogène et versez dans un saladier.

Ajoutez le lait d'amande, l'avoine, le gingembre, la cannelle et le miel. Saupoudrez d'un peu de sel et mélangez bien.

Mettez cette préparation dans une poêle et faite cuire 10 minutes. Retirez du feu et ajoutez les dates.

Valeur nutritionnelle par portion: Kcal : 597, Protéines : 9.9g, Glucides : 75.9g, Lipides : 31.6g

30. Salade Cannelle & Fraises

Ingrédients:

½ tasse de fraises, coupées en deux

½ tasse de myrtilles

½ tasse de raisins verts

1 poire, pelée et coupée en morceaux

2 cuillères à soupe de jus de citron, fraîchement pressé

1 tasse de fromage blanc

1 cuillère à café de cannelle, moulue

¼ de tasse d'amandes, grossièrement hachées

1 cuillère à soupe de graines de chia

Préparation:

Mélangez le jus de citron, le fromage blanc, la cannelle et les graines de chia dans un bol. Remuez bien et réservez.

Mélangez les fruits dans un saladier. Arrosez de sauce et remuez bien. Recouvrez d'amandes et placez 30 minutes au réfrigérateur avant de servir.

Valeur nutritionnelle par portion: Kcal : 284, Protéines : 6.2g, Glucides : 14.7g, Lipides : 23.5g

31. Boulettes aux Champignons

Ingrédients:

500 gr de bœuf maigre, haché

2 tasses de bouillon de poulet ou de bœuf

2 petits oignons, émincés

2 gros œufs

1 tasse de lait écrémé

1 tasse de champignons

¼ de tasse de chapelure

1 cuillère à soupe de farine

1 cuillère à café d'assaisonnement pour légumes

1 tasse de crème

½ cuillère à café de sel

¼ de cuillère à café de poivre noir, moulu

Préparation:

Battez les œufs, la chapelure et le lait dans un saladier. Ajoutez la viande et travaillez à la main.

Faites chauffer une grande poêle à feu moyen-vif. Formez les boulettes et mettez-les dans la poêle. Faites cuire jusqu'à ce qu'elles soient dorées. Ajoutez les champignons, les oignons et le bouillon. Réduisez à feu doux et couvrez. Laissez mijoter 25-30 minutes.

Pendant ce temps, mélangez la farine, la crème, le sel et le poivre dans un bol. Remuez bien et versez cette préparation dans la poêle. Laissez cuire jusqu'à ce qu'elle épaississe. Retirez du feu et servez chaud.

Valeur nutritionnelle par portion: Kcal : 226, Protéines : 22.4g, Glucides : 8.0g, Lipides : 11.2g

32. Saumon Grillé aux Légumes

Ingrédients:

1 kg de filets de saumon, sans peau ni arrêtes

1 tasse de vinaigre de vin rouge

2 cuillères à soupe d'huile d'olive

2 cuillères à soupe de sirop d'érable

2 gousses d'ail, émincées

1 tasse de haricots verts, équeutés et coupés

1 tasse de chou-fleur, en fleurons

2 petites carottes, coupées

½ cuillère à café de sel

¼ de cuillère à café de poivre noir, moulu

Préparation:

Mettez les haricots verts, le chou-fleur et les carottes dans une casserole d'eau bouillante. Laissez cuire 10 minutes, jusqu'à ce que les légumes soient tendres. Retirez du feu et réservez.

Faites chauffer l'huile dans une grande poêle à feu moyen-vif. Versez le vinaigre, le sirop et l'ail. Faites revenir 1 minute et ajoutez le poisson. Portez à ébullition puis réduisez à feu doux. Couvrez et laissez mijoter 5 minutes, en remuant de temps en temps.

Valeur nutritionnelle par portion: Kcal : 284, Protéines : 30.2g, Glucides : 9.1g, Lipides : 14.1g

33. Salade de Dinde aux Carottes

Ingrédients:

500 gr de blancs de dinde, désossés et sans peau

150 gr de laitue romaine

3 grosses carottes, râpées

¼ de tasse de Parmesan, râpé

5 cuillères à soupe d'huile d'olive

1 cuillère à café de sauce Worcestershire

1 cuillère à soupe de vinaigre balsamique

1 gousse d'ail, émincée

1 cuillère à soupe de jus de citron

½ cuillère à café de sel

½ cuillère à café de poivre noir, moulu

Préparation:

Mélangez l'huile, la sauce, le vinaigre, l'ail, le jus de citron, le sel et le poivre dans un bol. Mettez la viande dans un saladier et recouvrez de cette marinade. Laissez reposer au moins une heure au réfrigérateur.

Faites chauffer une grande poêle à feu moyen-vif. Ajoutez la viande et laissez cuire 5 minutes de chaque côté. Ajoutez les carottes et faites cuire 2 minutes de plus. Retirez du feu et coupez la viande en morceaux ou lamelles.

Sur un plat, faites une couche fine de laitue et recouvrez de viande et de carottes. Saupoudrez de fromage râpé.

Valeur nutritionnelle par portion: Kcal : 340, Protéines : 24.1g, Glucides : 12.4g, Lipides : 22.2g

34. Wraps aux Champignons

Ingrédients:

500 gr de têtes de champignons, finement coupées

1 tasse d'oignons verts, finement hachés

1 tasse d'échalotes, finement émincées

1 tasse de maïs

2 cuillère à soupe de coriandre, hachée

½ cuillère à café de poivre rouge, moulu

2 gousses d'ail, émincées

1 cuillère à café de gingembre, râpé

1 cuillère à café de zestes de citron vert

½ tasse de jus de citron vert

½ tasse de fromage à la crème

1 cuillère à café de menthe, finement hachée

½ cuillère à café de sel

4 feuilles de laitue

Préparation:

Mélangez le fromage à la crème, le jus de citron vert, les zestes de citron vert, le poivre rouge, l'ail et le gingembre dans un bol et réservez.

Faites chauffer une casserole non adhésive à feu moyen-vif. Ajoutez les champignons, les échalotes, les oignons verts et une tasse d'eau. Ajoutez le mélange à la crème et faites cuire 5 minutes. Intégrez la coriandre, le maïs et saupoudrez de sel et de poivre. Laissez cuire 2 minutes de plus et retirez du feu. Laissez refroidir un instant.

Mettez les feuilles de laitue sur un plat et répartissez la préparation dessus. Roulez et fermez avec un cure-dent. Servez.

Valeur nutritionnelle par portion: Kcal : 205, Protéines : 8.8g, Glucides : 22.5g, Lipides : 11.1g

35. Epinards Epicés à la Texane

Ingrédients:

2 tasses de haricots à œil noir, précuits

2 tasses d'épinards frais, hachés

1 tomate, en dés

2 tasses de maïs

2 petits oignons, émincés

2 poivrons rouges, émincés

2 gousses d'ail, émincées

1 petit piment Jalapeno, haché

For the dressing:

2 cuillères à soupe de vinaigre balsamique

2 cuillères à soupe d'huile d'olive

½ cuillère à café de poivre rouge, moulu

1 cuillère à café de sel

1 cuillère à café de cumin, moulu

Préparation:

Mélangez tous les ingrédients pour la sauce dans un bol et réservez.

Mettez les haricots dans une casserole d'eau bouillante et laissez cuire jusqu'à ce qu'ils soient tendres. Retirez du feu et égouttez bien. Mettez les haricots dans un saladier et ajoutez tous les ingrédients restant, sauf les épinards. Remuez bien.

Placez une poignée d'épinards sur une assiette. Recouvrez de cette préparation et arrosez de sauce. Servez.

Valeur nutritionnelle par portion: Kcal : 181, Protéines : 7.1g, Glucides : 28.5g, Lipides : 6.2g

36. Smoothie Sucré au Chou Frisé

Ingrédients:

2 tasses de chou frisé frais, haché

1 grosse banane, coupée

1 tasse de lait d'amande

1 pomme, évidée et coupée

1 cuillère à soupe de miel

1 cuillère à soupe de noix

Préparation:

Mélangez tous les ingrédients dans un Blender. Mixez jusqu'à obtenir un mélange homogène et transférez dans des verres. Saupoudrez d'amandes et placez 1 heure au réfrigérateur avant de servir.

Valeur nutritionnelle par portion: Kcal : 322, Protéines : 4.5g, Glucides : 35.7g, Lipides : 20.9g

37. Poulet Crémeux

Ingrédients:

350 gr de blancs de poulet, désossés et sans peau

1 cuillère à soupe de beurre, fondu

½ tasse de cheddar, râpé

½ tasse de fromage à la crème

2 cuillères à soupe de persil frais, finement haché

1 cuillère à café de poivre de Cayenne, moulu

1 cuillère à café de sel

¼ de cuillère à café de poivre noir, moulu

Préparation:

Faites fondre le beurre dans une poêle non-adhésive à feu moyen-vif. Ajoutez le poulet et faites cuire 10 minutes, jusqu'à ce qu'il soit doré.

Versez le fromage à la crème, le persil et le poivre de Cayenne. Saupoudrez de sel et de poivre et laissez cuire 2 minutes. Retirez du feu et laissez refroidir un instant.

Servez avec du riz, des pâtes ou des légumes frais.

Valeur nutritionnelle par portion: Kcal : 463, Protéines : 40.6g, Glucides : 1.9g, Lipides : 32.1g

38. Fenouil aux Oranges

Ingrédients:

2 tasses de fenouil, coupé en morceaux

5 grosses oranges, en quartiers

3 tasses de roquettes, déchiquetée

2 tasses de haricots blancs, précuits

2 cuillères à soupe de jus de citron

2 cuillères à soupe de vinaigre balsamique

½ cuillère à café d'assaisonnement pour légumes

¼ de cuillère à café de poivre doux, moulu

½ cuillère à café de sel

¼ de cuillère à café de poivre noir, moulu

Préparation:

Mélangez le jus de citron, le vinaigre, l'assaisonnement pour légumes le poivre doux, le sel et le poivre dans un bol. Réservez pour que les saveurs s'imprègnent.

Mettez les haricots dans une casserole d'eau bouillante. Faites cuire jusqu'à ce qu'ils soient tendres et retirez du feu. Égouttez bien et transférez dans un saladier. Ajoutez les oranges, le fenouil et la roquette, et remuez bien.

Arrosez de sauce et servez immédiatement.

Valeur nutritionnelle par portion: Kcal : 312, Protéines : 17.9g, Glucides : 61.7g, Lipides : 0.9g

39. Ragoût de Potiron aux Graines de Cumin

Ingrédients:

500 gr de potiron, pelé et coupé

1 oignon, émincé

2 gousses d'ail, émincées

2 grosses carottes, en rondelles

2 branches de céleri, émincées

2 cuillères à soupe de concentré de tomate

1 tasse d'oignons verts, émincés

½ cuillère à café de graines de cumin, grillées

4 tasses de bouillon de légume

1 cuillère à soupe d'huile d'olive

½ cuillère à café de sel

¼ de cuillère à café de poivre noir, moulu

Préparation:

Faites chauffer l'huile dans une casserole à feu moyen-vif. Ajoutez les oignons, l'ail et les carottes et faites revenir 3 minutes, jusqu'à ce que les oignons soient translucides. Versez environ 2-3 cuillères à soupe d'eau, les graines de cumin, les morceaux de potiron, le concentré de tomate, le bouillon de légume et mélangez bien. Réduisez à feu doux et couvrez. Laissez mijoter 40 minutes, jusqu'à ce que le potiron soit tendre.

Puis, ajoutez le céleri et faites cuire 5 minutes de plus. Retirez du feu et agrémentez d'oignons verts. Servez.

Valeur nutritionnelle par portion: Kcal : 86, Protéines : 3.8g, Glucides : 10.3g, Lipides : 2.7g

40. Pommes au Four au Sirop d'Erable

Ingrédients:

1,5 kg de pommes vertes, évidées et en rondelles

1 cuillère à café de cannelle, moulue

1 cuillère à café de gingembre, moulu

2 cuillères à soupe de fécule de maïs

1 cuillère à café de sirop d'érable

Pour la sauce :

1 cuillère à café de sirop d'érable

1 cuillère à soupe de miel

3 cuillères à soupe de beurre

½ cuillère à café de cannelle, moulue

2 cuillères à soupe de compote de pomme

1 cuillère à café d'extrait de vanille

1 tasse de flocons d'avoine

½ cuillère à café de sel

Préparation:

Faites préchauffer le four à 190°C.

Mélangez les pommes, le gingembre, la fécule de maïs, le sirop d'érable et la cannelle dans un saladier. Remuez bien.

Mélangez bien tous les ingrédients pour la sauce dans un grand bol.

Répartissez la préparation aux pommes dans un plat allant au four. Ajoutez une couche de sauce et enfournez 15 minutes. Puis, réduisez la température à 160°C et laissez chauffer jusqu'à ce que le plat soit doré.

Valeur nutritionnelle par portion: Kcal : 145, Protéines : 1.7g, Glucides : 24.6g, Lipides : 5.2g

41. Muesli aux Amandes

Ingrédients:

1 tasse de flocons d'avoine

2 cuillères à soupe d'amandes, grossièrement hachées

½ tasse de dates, dénoyautées et coupées

½ cuillère à café de cannelle, moulue

1 grosse banane, en rondelles

½ tasse de lait d'amande

5 cuillères à soupe de noix de coco, grillée

Préparation:

Mélangez tous les ingrédients, sauf les amandes dans un saladier. Remuez bien et placez 15 minutes au réfrigérateur pour gonfler. Recouvrez d'amandes avant de servir.

Valeur nutritionnelle par portion: Kcal : 559, Protéines : 10.3g, Glucides : 83.6g, Lipides : 24.5g

42. Rolls de Bettes et Dinde

Ingrédients:

1 kg de filets de dinde, en morceaux

12 grandes feuilles de bettes suisses

1 oignon, émincé

3 cuillères à soupe de basilic frais, haché

5 gousses d'ail, émincées

½ cuillère à café de thym séché, moulu

5 tasses de bouillon de légume

1 cuillère à soupe d'huile d'olive

1 tasse de riz blanc, long-grain, précuit

½ cuillère à café de sel

¼ de cuillère à café de poivre noir, moulu

Préparation:

Faites préchauffer le four à 180°C.

Mettez les bettes dans une casserole d'eau bouillante. Laissez cuire 20 minutes, jusqu'à ce qu'elles soient tendres. Rincez à l'eau froide et égouttez bien. Réservez.

Faites chauffer l'huile dans une grande poêle à feu moyen-vif. Ajoutez la viande et faites cuire 10 minutes, avant d'ajouter 2 tasses d'eau. Laissez cuire jusqu'à ce que l'eau se soit évaporée. Retirez du feu et réservez.

Mettez le riz dans une casserole et ajoutez 2 tasses d'eau. Faites cuire jusqu'à ce que l'eau se soit évaporée et que le riz soit tendre. Retirez du feu et réservez.

Mélangez les oignons, l'ail et 2 cuillères à soupe d'eau dans une casserole non-adhésive à feu moyen-vif. Ajoutez le thym, le basilic, le bouillon et le riz. Portez à ébullition avant d'ajouter la viande et remuez bien. Couvrez et réduisez à feu doux. Laissez mijoter 20-25 minutes et retirez du feu. Saupoudrez de sel et de poivre.

Étalez les feuilles de bette sur le plan de travail et répartissez la préparation à la viande dessus. Roulez et sécurisez les bords. Mettez les rolls dans un plat profond allant au four et recouvrez d'eau. Couvrez et enfournez 25 minutes. Sortez du four et servez chaud.

Valeur nutritionnelle par portion: Kcal : 225, Protéines : 26.2g, Glucides : 15.6g, Lipides : 5.7g

43. Smoothie Banane & fraise

Ingrédients:

1 grosse banane

1 tasse de fraises congelées

1 tasse de lait d'amande

1 cuillère à soupe de cacao, en poudre

1 cuillère à soupe de miel

1 cuillère à soupe de graines de chia

Préparation:

Mélangez tous les ingrédients dans un Blender et mixez jusqu'à obtenir un mélange homogène. Transférez dans des verres et placez 20 minutes au réfrigérateur avant de servir.

Valeur nutritionnelle par portion: Kcal : 272, Protéines : 3.1g, Glucides : 27.6g, Lipides : 20.1g

AUTRES TITRES DU MEME AUTEUR

70 Recettes Efficaces pour Prévenir et Traiter le Surpoids : Brûler les Graisses Rapidement grâce à un Régime Adapté et une Alimentation Intelligente

Par

Joe Correa CSN

48 Recettes pour se Débarrasser de l'Acné : Le Moyen Rapide et Naturel de Régler vos Problèmes d'Acné en Moins de 10 Jours !

Par

Joe Correa CSN

41 Recettes pour prévenir Alzheimer : Réduit ou Elimine vos Symptômes de l'Alzheimer en 30 Jours ou moins !

Par

Joe Correa CSN

70 Recettes Efficaces Contre le Cancer de Sein : Prévenez et Combattez le Cancer du Sein grâce à une Alimentation Intelligente et à des Aliments Puissants.

Par Joe Correa CSN

www.ingramcontent.com/pod-product-compliance
Lightning Source LLC
Chambersburg PA
CBHW051035030426
42336CB00015B/2878